ÉBAUCHE MÉDICALE

RÉTROSPECTIVE

**sur un nom qui fut, qui est et qui demeurera célèbre,
quoi qu'on ait fait, dit et écrit;**

PAR

J.-J. CAZENAVE,

DE BORDEAUX,

Docteur en médecine, Membre correspondant de l'Académie impériale
de médecine de Paris,
des Sociétés huntérienne de Londres, médico-chirurgicales de Bologne et de Berlin,
de l'Académie royale de médecine et de chirurgie de Madrid,
des sciences médicales et naturelles de Bruxelles, de Bruges; des Sociétés de Médecine de Hanovre,
de la Nouvelle-Orléans, de Lyon, de Toulouse, de Marseille, de Rouen;
de la Société des médecins du grand duché de Baden; ex-Membre résidant
de la Société de médecine, ex-Président, ex-Secrétaire-général de la Société médicale
d'émulation de Bordeaux;
Président de la Société de pisciculture de la Gironde.

> Les critiques des hommes de génie,
> les mauvais, bien entendu, sont
>
> « ... La baguette de Tarquin
> » Rabaissant au niveau de l'herbe
> » Toutes les fleurs au front superbe
> « Qui dominaient dans un jardin. »
>
> (THOMAS.)

PARIS

CHEZ J.-B. BAILLIÈRE & FILS

LIBRAIRE DE L'ACADÉMIE IMPÉRIALE DE MÉDECINE,
rue Hautefeuille, 19.

1868

ÉBAUCHE MÉDICALE

RÉTROSPECTIVE

sur un nom qui fut, qui est et qui demeurera célèbre,
quoi qu'on ait fait, dit et écrit.

En médecin et en chirurgien jaloux des principes
et des progrès incessants de notre art, nous avons
l'oreille attentive et regrettons beaucoup que des
études opiniâtres ne nous aient pas donné ce que la
nature nous a refusé, le talent, pour lequel nous
avons un respect naturel, et en présence duquel
nous nous inclinons toujours. Néanmoins, nous ren-
dons grâce à Dieu de notre médiocrité, puisqu'elle
écarte de notre personne l'envie, cet ennemi impla-
cable des hommes supérieurs.

A l'époque où nous vivons, il est bien difficile de
se faire connaître, de percer, de réussir en quoi que
ce soit, d'arriver à ses fins, en un mot, à moins qu'on
ne soit servi par de rares talents, par des circonstances exceptionnelles, mieux que cela, par des
protecteurs ou des amis puissants, dévoués et persé-

vérants, ce qui est rare. Aussi que d'hommes, que
de prétendus génies incompris, qui croient souvent
à certaines aptitudes qui n'en sont pas, et qui res-
semblent un peu à ces poètes

Qui prennent pour génie leur ardeur de rimer;

que de médiocrités vaniteuses dont on se rit, que
d'amours-propres froissés, que d'illusions détruites,
que de mécomptes, que d'amères déceptions en ces
temps si féconds en progrès, en perfectionnements
et en découvertes! c'est à donner le vertige aux
plus hardis, à ceux qui croient en eux, en leur intelligence, en leur supériorité, en leur incomparable
mérite, quand on songe qu'il y a tant d'appelés et
si peu d'élus dans cette foule qui se précipite tête
baissée dans des voies détournées et des pratiques
souterraines pour atteindre un but, pour saisir l'occasion au passage, pour devancer des rivaux, ou, ce
qui est plus commode et plus expéditif, pour les
dépouiller du fruit de leurs veilles et emboucher les
trompettes de la Renommée pour apprendre au
monde entier, *urbi et orbi,* que telles productions
scientifiques ou littéraires, que telles ou telles modi-
fications très insignifiantes d'une découverte sont
leur œuvre, que telle ou telle invention est sortie
d'un seul jet de leur cerveau, alors qu'ils ne sont
que des intelligences boiteuses, que de maladroits
plagiaires, que des imitateurs serviles, que des
inventeurs à la suite, que des grapillons littéraires
ou scientifiques du plus bas étage : *parturient mon-*

tes....! Chez beaucoup de gens, il est vrai, les dé-
boires d'une vie besogneuse excuseraient presque
de pareilles manœuvres si l'intrigue et la déloyauté
étaient excusables.

Mais l'espèce humaine est ainsi faite : aux plus
audacieux, à ceux qui ont le plus de savoir-faire,
aux lâches flatteurs, aux Philintes de notre époque
où la vérité est difficile à dire, et où il n'y a guère
de place que pour l'adulation, à ceux surtout qui
s'inclinent bien bas, à ceux-là les encouragements,
les succès et la fortune. Aux humbles, aux modestes,
aux véritables savants, l'obscurité, les dégoûts, des
difficultés ou des impossibilités se dressant inces-
samment devant eux bien qu'ils dussent se croire
autorisés à tourner les unes et à vaincre les autres à
force d'intelligence, de travaux et de persévérance,
de cette persévérance qui n'est pas le génie, quoi
qu'ait dit Buffon. Veut-on savoir, d'ailleurs, pour-
quoi ces hommes ne réussissent pas ou ne réussissent que bien rarement? « C'est, dit l'un des hommes
les plus éminents de notre époque en littérature,
c'est parce qu'ils manquent de ce charlatanisme qui
les cache à certains yeux qui ne regardent que du
côté où l'on sonne des fanfares. »

Pour ne nous occuper que de ce qui nous regarde,
bien que l'étude des sciences, des lettres et des arts
fasse partie intégrante et à peu près indispensable
de notre patrimoine intellectuel, il est affligeant
d'avoir à constater un fait qui est de tous les temps
et de tous les pays, à savoir que des médecins et
des chirurgiens doués de génie, de ce don de Dieu

qui est la plus grande supériorité en fait d'esprit et de talent, la force intellectuelle qui enfante, dirige et organise, la plus haute puissance à laquelle puissent s'élever les facultés humaines dans quelque ordre de choses que ce soit, ou bien, selon l'un des plus éminents historiens de l'époque actuelle, l'intelligence elle-même avec l'éclat, la force, l'étendue, la promptitude, il est affligeant, disons-nous, d'avoir à constater que des médecins et des chirurgiens doués de génie sont demeurés inconnus, dédaignés, pauvres, et, le plus souvent, persécutés par l'envie ! Pour nous borner à un exemple, qui ne connaît la vie tourmentée, militante et quasi nécessiteuse de Broussais, de cette illustration contemporaine qui devait monter, dominer et tomber avec tant de bruit, ainsi que le dit l'historien Mignet à l'Institut, dans une étude sur le médecin du Val-de-Grâce, étude qui est un chef-d'œuvre de style, et à l'occasion de laquelle la science ne parla jamais un plus beau langage. Et cependant, que manquait-il à ce médecin, à ce professeur célèbre, à ce grand réformateur, à ce sculpteur d'idées qui fut un de nos maîtres, et aux leçons duquel nous dûmes notre penchant pour les études sérieuses, que lui manquait-il pour réussir, pour arriver aux honneurs et à la fortune, nous demandera-t-on ? Eh, mon Dieu ! très peu de chose : le savoir-faire, le *savoir-vivre*, l'humilité, la médiocrité, ou tout au moins des travaux et un nom moins retentissants qui n'effarouchassent par les célébrités contemporaines qui occupaient les premiers rangs dans la science, et

les postes les plus élevés dans l'enseignement.
Ajoutons, du reste, que Broussais, que cet homme
qui avait été un bouillant écolier, qui fut brave à la
guerre, qui fut très supérieur et audacieux dans sa
carrière médicale, qui avait la conscience de sa
haute valeur, qui croyait en lui; qui avait la raideur
du marbre dans la controverse, et qui voulait être
tout ou rien, *aut Cæsar, aut nihil,* selon la fière ins-
cription de Balzac, qui avait osé mettre le mot
outrecuidant *Lisez!* en tête de son *Traité de l'irrita-
tion et de la folie,* ajoutons, disons-nous, que Broussais ne savait pas se faire pardonner par le caractère
ce que son prodigieux talent avait d'humiliant pour
l'envie, et d'écrasant pour la rivalité.

Mais que lui importaient à ce rude jouteur, qui
avait fait le serment de ne jamais écrire que pour
proclamer la vérité, que lui importaient et des succès
comme praticien, et une triple nomination de membre de l'Institut, de membre de l'Académie de Médecine et de professeur à la Faculté de Médecine de
Paris, puisqu'il avait pris résolûment son parti,
puisqu'il voulait combattre à outrance ses contra-
dicteurs, se poser en réformateur, et dire sans
ambages aux jeunes médecins et aux nombreux
étudiants qui étaient avides d'entendre sa parole
puissante, cette parole du maître qui entraînait la
persuasion exaltée des disciples, que la pratique de
Brown était incendiaire et les idées de Pinel indé-
cises; que l'un était à ses yeux un meurtrier qui,
s'étant hardiment trompé sur le caractère des
maladies, avait appris à tuer avec résolution; que

l'autre était un ontologiste qui avait pris des symptômes pour des maladies, et qui, incertain dans sa
pratique comme dans sa doctrine, se contentait le
plus souvent de laisser mourir.

Avec un pareil langage et d'aussi vigoureuses
apostrophes, on comprendra de reste ce à quoi
devait s'attendre Broussais; aussi ajoutait-il : « Je
sais qu'en attaquant le colosse de la médecine
antique, l'École et l'Académie me seront fermées,
mais je ne me rendrai pas indigne de moi-même
par le lâche chagrin de voir mes cadets y parvenir
à mon préjudice. »

« Écrivain ou professeur, disait l'éloquent péné-
gyriste Pariset à l'occasion de l'inauguration de la
statue de Broussais au Val-de-Grâce, écrivain ou
professeur, Broussais avait le même ascendant, la
même force lui donnait la même autorité. Lisez ses
ouvrages : il n'en est pas un qui ne soit empreint
de cette énergie singulière, variée, toujours nouvelle,
qui, avec la souplesse d'un habile athlète, se replie
sur elle-même, et se contraint pour s'élancer ensuite
comme la flèche de Mérion. »

Le professeur Trousseau et M. Pidoux ont fait un
magnifique éloge des œuvres de l'illustre réformateur dans l'introduction de leur excellent *Traité de
Thérapeutique et de Matière médicale.* « Il consuma
ses jours, disent ces deux savants, à *désessentialiser*
les maladies. Obligé de se faire pour cela une philosophie, une physiologie, une pathologie nouvelles,
un langage nouveau, il employa dans cette œuvre,
qui le résume tout entier, une vigueur et une sou-

plesse de talent, une pénétration d'esprit et une force de bon sens supérieures, admirables... — Dans l'*Examen des doctrines,* sa critique touche au génie. Nous ne voyons pas ce qu'en ce genre les siècles passés pourraient opposer au xixe siècle, et les autres nations à la France médicale. Contre les galénistes anciens et modernes, c'est l'argumentation vigoureuse de Vanhelmont, où la lucidité française a remplacé l'illuminisme. Contre Pinel, le nosographe le plus illustre, mais l'homme le moins médecin de son époque, c'est un chef-d'œuvre de raison, le plaidoyer quelquefois le plus éloquent et toujours le plus accablant que jamais auteur se soit attiré. Contre les anatomo-pathologistes enfin, c'est un combat désespéré et glorieux, modèle de haute satire et de comique profond, qui peut soutenir, en bien des points, la comparaison avec les *Provinciales.* »

S'il nous était permis d'exprimer notre sentiment personnel sur ces mêmes ouvrages, nous dirions qu'ils seront le *carmen seculare* médical de notre époque.

On a beaucoup médit des doctrines et de la pratique de Broussais, car de prétendus juges de ces doctrines et de cette pratique, des critiques incapables et partiaux s'étaient attribué une juridiction sans garantie comme l'arbitraire, et sans appel comme la passion; on a, disons-nous, beaucoup médit des doctrines de Broussais, de sa pratique surtout, qu'on a couverte de ridicule, sans prendre la peine de la suivre alors que les portes du Val-de-

Grâce étaient ouvertes à deux battants pour les personnes qui voulaient suivre la clinique de l'illustre médecin, conséquemment sans connaître cette pratique et de dessein prémédité ; car les critiques savaient bien que le ridicule vient à bout de tout, et que c'est la plus forte des armes, surtout dans les mains des Français, dont le génie est de saisir vivement le côté ridicule des choses les plus sérieuses. Et cependant, nous qui avons rédigé soigneusement les leçons de Broussais pendant trois ans, nous qui avons suivi sa clinique du Val-de-Grâce pendant le même espace de temps *auribus arrectis,* nous, enfin, qui avons longtemps étudié et médité ses œuvres pour publier un travail à l'occasion duquel il nous écrivit une lettre dont nous serions fier s'il était permis d'être fier de quoi que ce soit en ce monde (¹),

---

(¹) Voici cette lettre :

« J'ai lu avec plaisir, mon cher Cazenave, ce que vous m'avez adressé de votre travail. Si la suite y répond, comme j'ose l'espérer, il sera digne de voir le jour. Je vous engage très fort à le terminer, et je pense qu'il aura du succès........ Il faut que nous soyions libres l'un et l'autre, et voici ce que je vous propose : Lorsque votre ouvrage sera terminé, et que je l'aurai sévèrement examiné, Mlle Delaunay, mon libraire, pourra, si cela vous convient, vous le faire imprimer. Cela sera fait de compte à demi avec vous, c'est à dire *(détail des conditions et du mode de publication).* Je vois à ces arrangements plusieurs avantages que voici : 1° votre coup sera frappé subitement; on n'aura pas l'attention suspendue et épuisée par le retard de vos Mémoires séparés ; 2° les grappillons littéraires (et ils sont nombreux à Paris) n'auront pas le temps de vous prévenir en saisissant votre idée et exploitant votre plan, comme ils le feraient, n'en doutez pas, si vous paraissiez à plusieurs mois nous pouvons affirmer qu'il était impossible de mieux dire et de mieux faire que ce professeur célèbre. Il était surtout admirable de sagacité, de jugement, de présence d'esprit et de ressources de

de distance; 3° vous jouirez du lucre de ce travail sans avoir aucune avance à faire, car je vous réponds d'exciter vivement la curiosité de mes lecteurs par la manière dont j'annoncerai votre ouvrage, qui est spécial, et par conséquent tort utile. Tra· illez, et faites-moi connaître votre résolution. Vous écrivez bie , et vous êtes très capable de remplir la tâche que vous vous êtes imposée.....

    » Tout à vous,

      » Broussais. »

Force nous fut de renoncer à cette publication de longue haleine, à cause d'une hématémèse qui dura trois ans, qui menaça plusieurs fois notre existence, et qui nous força de renoncer momentanément à l'exercice de la médecine.

Nous dûmes le rétablissement de notre santé aux soins dévoués de notre éminent confrère le docteur et professeur Gintrac père, membre de l'Institut et de l'Académie impériale de Médecine de Paris, aux soins non moins dévoués de notre spirituel confrère et ami le docteur Arthaud, au repos absolu du corps et de l'esprit, et à un régime très sévère.

Comme quelques très rares mais excellents confrères d'ailleurs, ont paru douter de la véracité de ce que nous annon-çâmes, il y a deux ans, dans un journal de Médecine, à propos de certaines lettres fort élogieuses que nous avaient écrites les professeurs Trousseau et Velpeau, nous montrerons très volontiers, aux personnes qui voudront la voir, notre volumineuse correspondance scientifique avec Amussat, de Paris, l'un des chirurgiens les plus distingués de notre époque; avec le baron Boyer, ce professeur célèbre, qui nous traita avec tant de bienveillance à l'occasion d'un travail que nous lûmes à l'Institut, et dont il fut le rapporteur; avec Broussais, dont nous nous occupons dans cette ébauche; avec Dieffenbach, de toutes sortes au lit des malades. Les questions qu'il faisait à ses clients militaires, à ces déshérités de la fortune et des soins de leurs familles, étaient claires, nettes, précises, posées avec beaucoup d'art et de

---

Berlin, qui a fait faire de si remarquables progrès à la chirurgie; avec Jules Guérin, de Paris, qui nous a si souvent donné l'hospitalité, dans la *Gazette médicale de Paris,* pour quelques-uns de nos travaux; avec le baron Larrey père, qui nous écrivit un jour « que nous ne devions pas perdre notre temps et *compromettre notre habileté* à broyer des pierres dans la vessie, à faire la lithotritie et à leurrer les malades de l'espoir de les débarrasser de leurs calculs à l'aide d'une opération qui était sans avenir possible (textuel). » Comme le progrès a donné un démenti formel à l'horoscope de l'excellent et célèbre baron! Avec Leroy d'Étioles père, qui nous donna souvent d'excellents conseils et nous accueillit très cordialement à Paris; avec le célèbre professeur baron Percy, notre Celse français, chez lequel nous trouvâmes toujours l'accueil le plus bienveillant, le plus amical et le plus empressé, alors que nous étions étudiant en médecine, et cela grâce aux recommandations du docteur et professeur J.-M. Caillau, de Bordeaux, dont nous fûmes l'élève, le secrétaire, l'ami, le fils adoptif, et dont nous aurions été le successeur n'eussent été des circonstances indépendantes de notre volonté. Qu'on lise notre thèse ayant pour titre : *Considérations anatomiques, physiologiques et pathologiques relatives à la médecine des enfants,* thèse qui fut composée par M. J.-M. Caillau lui-même, et on en saura davantage.

Nous correspondons encore assez fréquemment avec le professeur A. Richet, de Paris, avec ce savant, ce très habile chirurgien, qu'on cite partout comme une très grande autorité. Stroméyer, ce très habile chirurgien aussi de l'ex-roi de Hanovre, nous écrivit, à une époque déjà assez éloignée, pour nous proposer de publier un ouvrage en commun avec lui, ce qui ne put avoir lieu pour des causes que nous ne saurions dire. Ses lettres sont très intéressantes, savamment et purement écrites en français, ce qui est rare pour un Allemand. Enfin,

méthode, et ses explorations, faites avec un très grand soin, avec précision, lentement et affectueusement, lui permettaient d'émettre un diagnostic d'une vérité qui étonnait chaque jour l'assistance, et d'un positivisme à défier toute négation. Quant aux traitements prescrits, son sens pratique était prodigieux, presque infaillible de justesse, ce qui a autorisé deux célébrités médicales de ces temps-ci à dire que, « depuis Broussais, on apprécie plus délicatement, on dirige avec un soin physiologique tout spécial l'action des modificateurs externes, on surveille attentivement l'état des membranes de rapport, et connaissant mieux les sympathies, on discerne plus sûrement *les cris de l'organe qui souffre*. Le médecin, plus habile à débrouiller, par une analyse savante, le mobile de la douleur et de tout le tumulte morbide, n'est pas obligé de compli-

---

les professeurs Trousseau et Velpeau, avec lesquels nous avions été très souvent en rapport, soit pour des consultations, soit pour des travaux que nous leur soumettions, nous autorisèrent, l'un et l'autre, dans les termes les plus affectueux, les plus honorables et les plus encourageants, à leur dédier des œuvres de longue haleine qui sont terminées, et que nous aurions publiées beaucoup plus tôt, n'eussent été de nombreuses occupations professionnelles et de fréquents voyages.

Notre très intime ami le docteur G. Dupont, de Bordeaux, qui est un excellent juge en fait d'œuvres médicales et chirurgicales, connaît seul tous nos travaux, et a bien voulu prendre la peine de les lire la plume à la main, afin de répondre à la prière que nous lui avions faite de nous en dire son sentiment. Qu'il reçoive ici l'expression de notre vive gratitude pour les excellents conseils qu'il nous a donnés, conseils que nous nous sommes toujours bien trouvé d'avoir suivis.

quer autant ses formules et de traiter chaque symptôme comme une affection particulière. La thérapeutique des fièvres est simplifiée, nous sommes débarrassés *des chauffeurs de maladies aiguës,* et le praticien moderne a pu recommencer l'étude si difficile de la curation des maladies chroniques, étable immonde où personne, Laënnec lui-même, n'aurait pu poser le pied si Broussais n'y eût fait passer le torrent de sa puissante critique. »

Quoi qu'il en fût de ces vérités incontestables sur le mérite du Médecin en chef du Val-de-Grâce, dès que certains professeurs de la Faculté de médecine de Paris apprirent que les cours particuliers de Broussais étaient très suivis et avaient un grand retentissement, ils s'empressèrent de faire répandre le bruit que ce très habile professeur n'était qu'un déclamateur bourssoufflé, emphatique, bruyant d'expressions; que ce clinicien hors ligne n'était qu'un homme sans valeur, voulant se faire connaître à tout prix, faisant de la controverse quand même, manquant d'éducation première, et n'ayant, conséquemment, jamais fait ses humanités. — Peut-être — et c'était là son excuse — peut-être que la fraction des professeurs de la Faculté de médecine de Paris, qui médisait ainsi de Broussais, ne savait pas qu'elle s'attaquait à plus fort qu'elle.

Cette conspiration, cette trame sourde machinée contre un médecin qui avait déjà donné la mesure de son talent, de ses ressources, de sa supériorité, de sa puissance et de son audace, cette conspiration se fit malgré les observations et le blâme très accen-

tué des professeurs célèbres qui avaient nom Chaus-
sier, Percy, Hallé, Desgenettes, Boyer, Dupuytren,
Désormaux, Vauquelin, de ces savants trop haut
placés et trop considérés pour qu'ils eussent à crain-
dre la venue de Broussais, qui demandait — rien de
plus juste assurément — une place au soleil à côté
de ses devanciers ou des hommes de son époque,
modeste prétention que les ennemis du paysan de
Saint-Malo, du brutal du Val-de-Grâce, comme on
l'appelait alors, trouvaient exorbitante!

Broussais n'était pas homme à supporter des propos de cette nature sans mot dire, à encourager les
calomnies qu'on débitait sur son compte par le
silence, calomnies qui étaient un véritable assas-
sinat moral, et à reculer devant des attaques aussi
passionnées et aussi injustes qu'elles étaient dé-
loyales.

Le lendemain de ces bruits, qui avaient circulé
avec la rapidité d'une traînée de poudre dans les
rangs d'une jeunesse emportée et capricieuse, nous
vîmes arriver Broussais, à l'heure ordinaire de ses
leçons, soucieux, préoccupé, se contraignant à
peine, se parlant à lui-même, marchant par sacca-
des, ayant les traits bouleversés et ne regardant
personne, pas même ses amis intimes les docteurs
Treille, Girardeau et Sarlandière, qui l'accompa-
gnaient toujours. Cédant malheureusement aux
élans jusque-là contenus de sa colère, il éclata,
s'emporta, apostropha ses ennemis en termes hau-
tains, d'une véhémence extrême, et démasqua les
manœuvres à l'aide desquelles ils avaient essayé et

essayaient tous les jours de le perdre scientifiquement.

Après cette scène, que les auditeurs blâmèrent, le
professeur revint à lui, se calma, nous exprima le
regret qu'il éprouvait de n'avoir pas su se contenir,
et de n'avoir pas su se borner à braver la haine de
ses adversaires par le silence et le mépris.

Donc Broussais, ayant recouvré ses esprits, tout
son sangfroid et sa liberté d'action, un moment ou-
bliés grâce à l'impétuosité de son caractère, se
montra sous un nouveau jour à son nombreux et
sympathique auditoire.

Lentement, sourdement, presque à voix basse
d'abord, il demanda en termes dignes et courtois à
cet auditoire, la permission de ne pas faire sa leçon
ce jour-là, afin de démontrer qu'il n'était pas étran-
ger aux lettres grecques, latines et françaises. Puis,
ayant repris son assiette et sa sûreté de parole, suc-
cessivement, *aphoristiquement,* et avec une grande
facilité d'élocution, il nous entretint, pendant près
de deux heures, de l'Iliade, de l'Odyssée, des tragé-
dies d'Eschyle, de Sophocle et d'Euripide, de Vir-
gile, d'Horace, d'Ovide, de Cicéron, de Tacite, de
Corneille, de Racine, de Molière, de Boileau, de
Lafontaine, de Pascal, de Descartes, de Labruyère,
de Larochefoucauld, de Bossuet, de Fénelon, de
J.-J. Rousseau, de Voltaire, de Buffon, etc., etc...
Pressé par le temps, il ne put parler d'histoire, de
philosophie, des sciences et des arts qu'à grands
traits, *multa paucis,* suffisamment cependant pour
faire preuve de connaissances très variées et d'une

érudition sobre et choisie, se réservant de revenir sur ces matières dans une réunion chez lui, au Val-de-Grâce, réunion à laquelle nous assistâmes. — Le succès fut complet, dépassa même l'attente des amis du savant professeur, dont l'éloquence mâle et soutenue fut toujours au service de ses belles facultés.

Broussais termina cette séance en disant qu'il ne prétendait pas avoir tout fait et tout découvert; que, comme tous les hommes, même supérieurs, il avait eu ses défaillances, ses imperfections, et que s'il prétendait avoir de l'orgueil de certains de ses travaux, ses juges naturels, ses pairs, le mettraient à sa place. — Somme toute, ajouta-t-il en terminant, à notre époque, comme chez les anciens, quoi qu'on fasse d'ailleurs, il y a des hommes qui sont semblables à ces bornes qui montrent le chemin aux voyageurs et qui ne se remuent jamais.

Quoi qu'il en soit de tout ce que nous venons de dire sur le compte du professeur du Val-de-Grâce, soit comme clinicien, soit comme auteur, soit comme réformateur, soit comme polémiste, pendant l'éclat des dogmes émanés des écoles de Pinel et de Bichat, de Laënnec et de Broussais, on s'occupait peu des autres systèmes. Mais bientôt après des luttes ardentes s'engagèrent entre l'organicisme de Paris et le vitalisme de Montpellier; puis l'éclectisme, ou plutôt l'anarchie, fit place à toutes les doctrines dans le nombre desquelles celle des éléments, longtemps confinée dans son foyer d'origine, Montpellier, se produisit naguère dans les œuvres des docteurs de Breyne, de La Trappe, Quissac, de Montpellier, Bayle, de Paris, mais surtout dans celle du savant et très regrettable Forget, de Strasbourg, qui plaça à la tête de son livre l'épigraphe *Sancta simplicitas!* divin bon sens! ce bon sens qui est le génie de l'humanité, a dit M. Guizot dans son admirable *Histoire de la civilisation.*

Qu'on nous permette, pour terminer cette ébauche peut-être trop longue, de dire quelques mots sur les médecins empiriques, dogmatiques et éclectiques, et de donner un conseil à nos jeunes confrères.

Bien que nous soyons à une époque où le *positivisme* tend à régir despotiquement toutes les sciences, nous ne saurions croire que des esprits judicieux, que des hommes faits pour s'élever à certaines hauteurs dans la sphère de leur spécialité, consentent jamais à se priver des ressources précieuses que leur offrent les doctrines et les théories médicales, sans lesquelles on n'arriverait à rien, quelque nombreux que fussent des faits trop souvent publiés avec une prétentieuse prolixité.

Quoi qu'on ait fait pour notre art jusqu'au moment actuel, les médecins sont encore divisés en deux sectes rivales bien tranchées : d'un côté sont les *empiriques* purs, les praticiens qui, ne voulant admettre aucune théorie, s'en rapportent uniquement à l'expérience, et ne voient que des symptômes dans les maladies; de l'autre sont les *dogmatiques,* s'appliquant à réunir tous les faits connus, à les rapprocher, à les comparer, pour en tirer une foule de conclusions sur la nature et sur le siége des maladies, sur les modificateurs hygiéniques qui agissent sur l'homme sain ou malade, et sur les principes qui doivent diriger dans l'étude et le traitement des maladies. Les premiers sont peu nombreux et *immobiles*, les seconds sont dominants et *marchent*, bien qu'aujourd'hui même tant de médecins affectent de dédaigner les théories.

Mais les *éclectiques*, qu'on peut appeler des médecins hybrides parce qu'ils tiennent des empiriques et des dogmatiques, sont aussi venus prendre position et leur part d'action dans la voie d'un progrès qu'ils entendent à leur manière, et représenter leur doctrine, *non plus comme ramassant çà et là, pêle-mêle et sans ordre, des morceaux de système, mais bien comme formant de ces divers morceaux un tout lié, cohérent, ayant un commencement et une fin, un principe et des conséquences.* Nous n'avons pas besoin d'insister sur le peu de créance que mérite une doctrine qui ne consiste qu'en des fractions de système, quoiqu'elle affiche la prétention d'avoir suivi la marche de la science à travers les siècles, et de n'avoir jamais négligé les données de l'observation.

Tout en soutenant, avec raison, que les doctrines sont fausses par l'extension abusive et hypothétique qu'on leur donne, les empiriques, les dogmatiques et les éclectiques s'entendent sur un seul point, à savoir qu'ils reconnaissent qu'on ne peut pas séparer l'art de la science, la pratique de la théorie, sans lesquelles il n'y a point de science.

En résumé, bien qu'un trop grand nombre de médecins soutienne encore de nos jours que la science est toute faite depuis Hippocrate, que les travaux de toutes les époques n'ont rien ajouté à ceux de ce génie des temps anciens, et que le modeste terre-à-terre de l'observation soit préférable aux hauteurs si difficilement accessibles de cette même science, nous soutenons qu'une bonne théorie est toujours l'œuvre d'hommes éminents, et un phare permanent sans la lumière duquel les praticiens seraient réduits à l'aveugle empirisme qui présida aux premiers essais de l'art de guérir.

Somme toute, nous pensons que l'empirisme pur est une chimère, le rêve de l'absurdité ou la science des charlatans, et la secte médicale la plus commode de toutes pour ces savants académiciens qui adorent le *far niente* et le sommeil intellectuel.

Malgré ce que nous venons d'écrire sommairement sur les doctrines médicales, malgré les efforts soutenus et honorables que font chaque jour les médecins pour ne pas rester au dessous de leur noble ministère, malgré ce que font d'ailleurs presque tous nos confrères pour suivre les traces des médecins les plus haut placés, scientifiquement parlant, de ces savants dont les fonctions auprès de leurs malades sont véritablement sublimes et leur méritent l'application de ce beau passage de Cicéron : *Homines as deos nulla se propius accedunt quam salutem hominibus dando,* malgré tout cela, disons-nous, nous arriverions presque, tant le schisme est grand touchant les théories et la pratique médicales, à devenir un grossier et un inintelligent praticien, si nous n'avions à cœur de nous tenir au courant de la science, et de tenir compte de ses progrès quand véritables progrès il y a, ce qui est rare. Et comment pourrait-il en être autrement, alors que la médecine voit encore, après deux mille ans d'informations et d'efforts, le doute planer, comme un nuage éternel, sur ses vastes et mystérieux domaines, pour nous servir des belles expressions que nous empruntons à l'un des plus excellents critiques des choses de la médecine.

Puisqu'il est démontré, ainsi que l'écrivait naguère un professeur célèbre, que notre science est la plus ardue, la plus décevante, et conséquemment la plus laborieuse de celles qui placent l'homme en face des mystères de la nature, nous ne saurions trop faire, tous tant que nous sommes, pour arriver à devenir de bons médecins et des praticiens aussi habiles que possible. — A l'œuvre donc jeunes gens, à l'œuvre vous tous médecins de la génération actuelle, qui devrez vous ranger sous la bannière de vos maîtres les plus autorisés et suivre leurs conseils.

Cependant, quand un travail régulier, quand des études opiniâtres et bien dirigées, quand une longue fréquentation des hôpitaux et des cliniques, quand votre pratique particulière et vos méditations vous auront mis en mesure de voler de vos propres ailes, oh! alors, mais seulement alors, vous serez autorisés à dire et à répéter que vous appartenez à la phalange des médecins qui n'ont pas cru que les bornes de l'esprit d'autrui fussent celles de leur intelligence, et qui n'ont plus répondu à tout ce qui émanait de leurs devanciers par cet antique et servile adage : *Ipse dixit*, et se sont tous écriés : Honneur à celui-ci, honneur à celui-là, mais que ce respect ne soit jamais servile : *Hippocrati et Galeno sit reverentia, sed nunquàm serviliter.*

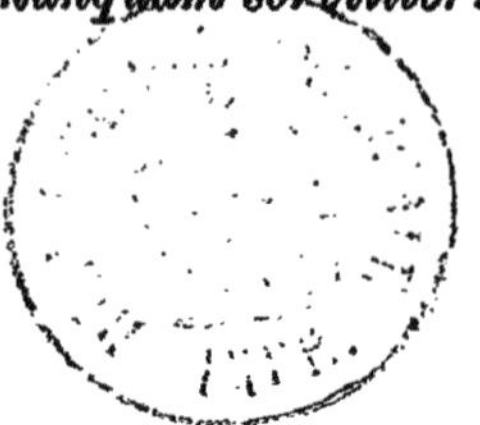

Bordeaux. — Impr. G. Gounouilhou, rue Guiraude, 11.

9 782016 172346